AF249842

PUBLICATIONS DU *PROGRÈS MÉDICAL*

NOTE

SUR

DEUX CAS D'OCCLUSION INTESTINALE

TRAITÉS ET GUÉRIS PAR L'ÉLECTRICITÉ

PAR

Le Dr M. BOUDET DE PÂRIS

ANCIEN INTERNE DES HOPITAUX

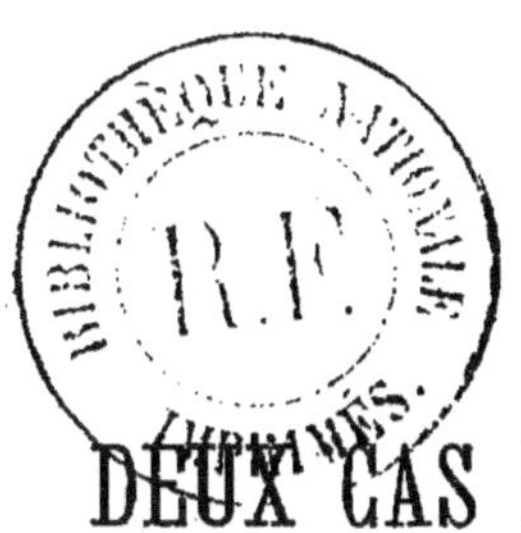

PARIS

AUX BUREAUX DU
PROGRES MÉDICAL
6, rue des Écoles, 6.

A. DELAHAYE & E. LECROSNIER
ÉDITEURS
Place de l'École de Médecine.

1880

NOTE

SUR DEUX CAS D'OCCLUSION INTESTINALE

La science compte aujourd'hui un certain nombre de cas d'occlusion intestinale guéris au moyen de l'électricité. Ce nouvel agent thérapeutique vient encore de sauver deux malades : l'un, d'une mort certaine, puisque l'opération était jugée impraticable par l'un de nos plus éminents chirurgiens ; l'autre, sinon de la mort, tout au moins des chances toujours douteuses d'une opération, dont le résultat ordinaire est une infirmité à peu près incurable.

J'ai pensé qu'il serait intéressant de faire connaître au public médical les observations détaillées de ces deux malades, en insistant sur la méthode particulière d'après laquelle l'électrisation a été pratiquée.

Jusqu'ici, on a surtout utilisé la *faradisation* abdominale ou recto-abdominale en pareille circonstance, et je trouve bien peu d'observations mentionnant l'emploi des *courants continus*. Je crois cependant, que, dans l'immense majorité des cas, c'est à cette forme de l'électricité qu'il est préférable de recourir, en variant son mode d'application selon les exigences du moment ; et je fonde cette opinion, non pas tant sur ce qui s'est passé dans les deux cas pathologiques que je viens d'observer, que sur les résultats des expériences physiologiques pratiquées sur les animaux.

Mais avant d'entamer la discussion, voici les faits :

Obs. I. — *Péritonite aiguë généralisée. — Etranglement de l'instestin grêle par des brides ou des adhérences péritonéales. — Electrisation prolongée. — Guérison.*

Vers le commencement du mois de mars de cette année, Mlle G..., âgée de 15 ans, fut atteinte d'une péritonite *a frigore* qui se généralisa rapidement et qui la tint au lit pendant un mois. Elle était complètement remise et la convalescence se terminait, lorsque le samedi 10 avril, elle éprouva subitement de vives douleurs dans l'abdomen, et fut prise de vomissements abondants (bilieux et alimentaires). Le pouls devint petit, rapide, misérable : le faciès se grippa ; les selles furent supprimées.

Une purgation fut rendue avec les vomissements ; des lavements purgatifs ramenèrent une certaine quantité de matières pendant les premiers jours, puis ils furent rendus avec leur coloration propre, sans contenir aucune trace de bile ni des aliments ingérés par les voies supérieures.

Les douleurs abdominales augmentant d'intensité et la peau étant sensible, au point de ne pouvoir supporter le poids des couvertures et l'apposition de la main, on combattit les douleurs par des injections hypodermiques de morphine.

Les jours suivants, les mêmes symptômes persistèrent en s'aggravant et MM. les Drs Hardy et O. Bergeron, qui soignaient la malade, conclurent à l'existence d'*un étranglement intestinal produit par une bride péritonéale* et siégeant au niveau de la première portion de l'intestin grêle ; ils instituèrent sans succès un traitement dans lequel les purgatifs figuraient en première ligne.

Le mercredi 14, je fus appelé par les médecins consultants pour tenter l'application de l'électricité.

Je trouvai la petite malade dans l'état suivant : facies abdominal, yeux excavés, nez effilé et froid ; pommettes rouges, saillantes ; lèvres bleuâtres. Les extrémités sont refroidies ; la malade pousse des cris de temps à autre, chaque fois que l'intestin se contracte. Elle a d'ailleurs conservé toute son intelligence et indique très bien le point de l'abdomen qui est le siège de la douleur. Le ventre est modérément ballonné ; la percussion, extrêmement douloureuse, dénote du tympanisme entre l'ombilic et le sternum. En déprimant la paroi à ce niveau, on sent une sorte d'empâtement qui est dû, évidemment, à la présence d'une anse intestinale pleine de gaz et de matières semi-liquides, et accolée à cette paroi. Le reste de l'abdomen est beaucoup moins tendu, et la percussion révèle une quantité de gaz peu abondante au dessous de l'ombilic.

En laissant la main à plat sur le ventre pendant quelques instants, je pus sentir très manifestement les contractions de l'intestin qui réveillèrent les douleurs et firent pousser des cris à l'enfant. Un très léger massage parut déterminer un peu de soulagement.

Je fis alors une première application (à 4 h. du soir) de courants induits, en posant l'un des rhéophores au-dessus de l'ombilic, au niveau même de l'étranglement, et en promenant l'autre sur les divers points de l'abdomen. Cette application provoqua des contractions très énergiques des muscles de la paroi; quant à l'instestin, il ne parut pas se contracter plus fortement ni plus fréquemment pendant toute la durée de la séance, qui fut de 20 minutes environ.

A 7 heures, nouvelle séance d'un quart d'heure avec les courants induits, sans autre résultat que d'augmenter les douleurs.

Dans la soirée, l'état de la malade s'étant encore aggravé, il fut résolu que je lui ferais pendant la nuit plusieurs applications de courants continus.

A minuit, le pôle négatif d'une batterie au peroxyde de manganèse (de Gaiffe) étant introduit dans le rectum, et le pôle positif placé au-dessus de l'ombilic, je fais passer à travers l'intestin le courant de huit éléments (chacun de ces éléments représentant 1,4 Volt.) pendant une dizaine de minutes. Sous l'influence de cette excitation continue, l'intestin se contracte énergiquement et ses mouvements se dessinent parfaitement au travers de la paroi abdominale. Au niveau du point étranglé, les contractions déterminent une dépression de la paroi, ce qui prouve bien que celle-ci est retenue par des adhérences avec l'intestin.

Pour augmenter l'intensité de ces contractions, je place trois rhéophores émanant du pôle positif sur l'abdomen, le rhéophore négatif étant toujours dans le rectum, et, au lieu de laisser passer le courant d'une façon permanente, je fais, avec douze éléments, et une fois toutes les demi-minutes environ, une clôture du courant suivie immédiatement de l'ouverture (courants labiles des auteurs). Dès les premières excitations, on entend un fort bruit de gargouillement indiquant que les gaz et les liquides sont fortement agités par les mouvements de l'intestin. Je continue cette application pendant une demi-heure.

A 3 h. et à 6 h. du matin, nouvelles séances d'une demi-heure à trois quarts d'heure avec les courants continus appliqués de demi-minute en demi-minute; la première, abdominale; la seconde, recto - abdominale. Après la dernière séance, la malade a un vomissement abondant de matières bilieuses, sans odeur fécaloïde; elle accuse le besoin d'aller à la garde-robe; le résultat est absolument nul.

15 *Mars*. — A 10 heures du matin, on met la malade dans un bain de son à 35° pendant vingt-cinq minutes; les douleurs sont un peu calmées pendant quelque temps, mais elles ne tardent pas à reparaître, accompagnées de vomissements; on les combat par de fréquentes injections de morphine et par de la glace introduite en fragments dans l'estomac. Trente grammes d'huile de ricin, addi-

tionnés d'une goutte d'huile de croton, pris dans la matinée, sont rejetés en totalité par la bouche. Un lavement purgatif est également rendu tel quel, sans contenir aucune trace de bile ni de l'huile administrée le matin.

Les séances d'électricité sont reprises à 2 h. et à 5 h. pendant une heure chaque fois, abdominales et recto-abdominales. Lors de la dernière, on entend très nettement les gaz qui cheminent dans l'intestin produire une série de sifflements, comme s'ils passaient au travers de plusieurs rétrécissements, avant de venir buter contre l'obstacle. — Le bouillon et le lait sont toujours rejetés très rapidement après leur ingestion.

Dans la soirée, M. le professeur Gosselin, appelé en consultation, et se fondant sur l'existence encore récente de la péritonite, déclare toute intervention chirurgicale impossible ; il conseille l'emploi de la glace sur le ventre, l'essai du calomel à l'intérieur, et recommande surtout l'emploi de l'électricité.

On continue aussi les injections sous-cutanées de morphine, pour calmer les douleurs et assoupir un peu la malade. Les séances de courants continus (labiles) abdominales et recto-abdominales sont reprises à 11 h., à 3 h., et à 6 h., du matin.

Les vomissements sont très fréquents pendant la nuit, surtout après chaque prise de calomel qui détermine une sécrétion abondante. Malgré son extrême abattement, la malade a conservé toute sa raison ; le pouls est un peu rapide (92), surtout après l'électrisation, mais ample et plein ; il n'y a pas trace de fièvre.

16 *Mars* (7ᵐᵉ jour). — Séances d'électrisation à 10 h. et à 1 h. (toujours avec les courants labiles — 12 éléments) — ces applications sont suivies d'envies et d'efforts de défécation, sans résultat.

A 4 h. 1/2, la malade éprouve une violente douleur au niveau de l'ombilic et cette douleur est immédiatement suivie du besoin d'aller à la garde-robe. Alors a lieu la débâcle, précédée d'une abondante évacuation de gaz extrêmement fétides. Cette première selle, complètement liquide, mesurant 1400 à 1500 grammes, est fortement teintée, et l'analyse chimique (chloroforme et acide azotique) permet d'y reconnaître la présence des matières colorantes de la bile. A 8 h., à la suite d'un lavement seconde selle un peu plus épaisse que la première. Enfin, à 10 h. du soir, il passe une petite quantité de matières solides disséminées dans une véritable solution de matières fécales.

Le ventre n'est plus ballonné ; il a recouvré toute sa souplesse. On ne sent plus d'empâtement au dessus de l'ombilic. Les coliques sont très rares et beaucoup moins douloureuses.

Les vomissements ont cessé. — Le lait et le bouillon sont gardés.

17 *Mars.* — Une dernière application de courants continus est faite dans la matinée pour provoquer les contractions intestinales. Cette séance est suivie d'une selle abondante et beaucoup plus consistante que celles de la veille.

A partir de ce moment, la convalescence marche rapidement; la guérison est complète au bout de cinq ou six jours. .

Obs. II. — *Constipation habituelle. — Accumulation de matières fécales. — Paralysie de l'intestin. — Electrisation. — Guérison.*

M. S..., âgé de 60 ans, pas de maladies antérieures. Depuis plusieurs années, le malade, qui a des habitudes très casanières, est ordinairement constipé, et, au lieu de combattre cet état par des purgatifs, il se contente de provoquer l'évacuation du gros intestin au moyen de lavements simples.

Depuis quelques jours, la constipation avait augmenté, lorsque le mercredi 21 avril, après avoir ressenti quelques coliques dans la nuit, M. S... est pris, à 4 h. du matin, d'une violente douleur dont le maximum d'intensité correspond à la fosse iliaque droite. Bientôt surviennent des hoquets et des nausées ; le pouls devient petit, très rapide ; la face se congestionne ; le ventre se ballonne ; les extrémités se refroidissent. Les docteurs Bockler, Baylard et Pepper, appelés auprès du malade, constatent la présence d'une tumeur siégeant au niveau du cœcum, et, devant la persistance des accidents, ils concluent à l'existence d'une *obstruction par accumulation de matières fécales, avec paralysie de l'intestin.*

Du mercredi au vendredi, plusieurs purgations énergiques sont administrées sans résultat ; les lavements, les douches ascendantes avec le siphon d'eau de Seltz et la pompe foulante ne produisent aucun effet.

Sur l'avis de l'un des médecins consultants, une saignée de près d'un litre est faite pour combattre l'état congestif de l'extrémité céphalique, et aussi dans l'espoir de provoquer une syncope salutaire. Cette saignée semble apporter un peu de calme au malade ; cependant, les hoquets et les éructations continuent sans vomissements. Une sonde œsophagienne, introduite par le rectum, ne laisse passer ni gaz ni matière autre que le liquide des lavements.

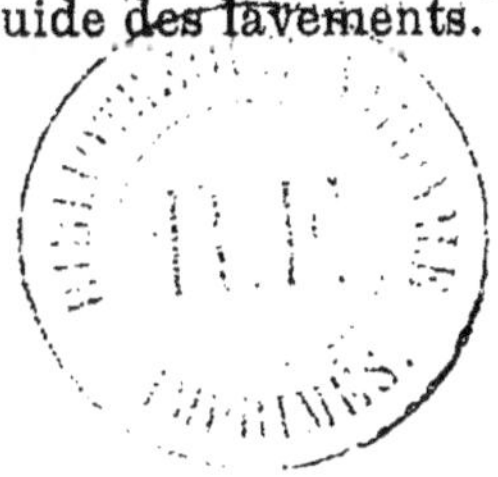

En somme, pendant 48 heures, aucune amélioration réelle, malgré le traitement énergique dirigé sur l'intestin.

23 *Avril.* — M. le professeur Gosselin appelé en consultation, déclare qu'il faut avoir recours à une opération ; toutefois, il est d'avis, avant d'en venir à cette extrémité, de tenter l'application de l'électricité.

Appelé le même jour (1 h. de l'après-midi), je trouve le malade très abattu et en proie à de vives souffrances ; facies abdominal, lèvres cyanosées, yeux excavés, pouls assez fort mais rapide (118). Le ventre est très ballonné, uniformément distendu par les gaz, et la tension des parois est si prononcée qu'on peut à peine les déprimer avec la main.

J'introduis dans le rectum une sonde de femme, en communication avec le pôle négatif d'une batterie au peroxyde de manganèse de Gaiffe; trois tampons, correspondants au pôle positif, sont placés sur l'abdomen. Je fais passer pendant 10 minutes, le courant de 6 éléments, puis, pendant 20 minutes, j'augmente graduellement le nombre des piles, et, pendant les cinq dernières minutes, l'intestin est traversé par le courant de 14 éléments. L'intestin, absolument inexcitable pendant la premiere moitié de la séance, commence à se contracter au bout de 20 minutes, et l'on entend alors des gargouillements dus au déplacement des gaz sous l'influence de ses mouvements. J'interromps alors le courant continu et je fais, pendant 10 minutes, une faradisation des muscles de l'abdomen.

Une demi-heure plus tard, une nouvelle faradisation abdominale de quelques minutes provoque une envie d'aller à la garde-robe ; le malade rend alors quelques grammes de liquide un peu jaunâtre (un lavement de près de deux litres administré le matin n'avait été qu'incomplètement rendu). A 4 h., nouvelle application de courants continus abdomino-rectale (10 éléments). Dès les premières minutes, l'intestin se contracte d'une manière visible, et le malade ressent de fortes coliques. L'application du courant est continuée pendant une heure et demie, mais non d'une façon permanente. Le contact est établi une fois environ toutes les demi-minutes et seulement pendant une seconde. Chaque fermeture du courant détermine une violente contraction intestinale, et la sonde placée dans le rectum indique bien ces contractions par ses mouvements de va-et-vient. Plusieurs fois, pendant cette séance, j'ai substitué aux courants de pile des courants d'induction, mais ils provoquent une douleur intolérable et ne semblent guères agir que sur les muscles de la paroi; ils ne déterminent pas de contractions intestinales s'accompagnant de gargouillements, et la sonde rectale reste immobile pendant leur passage.

Aussitôt après cette séance, le malade expulse spontanément une grande quantité de matières liquides, fortement colorées et d'une odeur fétide ; pas un seul gaz n'a encore passé. On administre ensuite plusieurs prises de calomel.

A 8 h. du soir, nouvelle application de courants voltaïques interrompus. Après quelques minutes, une grande quantité de matières liquides commence à passer par la sonde rectale ; à chaque fermeture du courant, un jet de matières s'échappe comme d'un robinet, poussé par une contraction de l'intestin. Les applications d'électricité sont renouvelées deux fois pendant la nuit, et le matin (une heure après la dernière électrisation), il y a une selle spontanée très abondante, contenant de la bile en grande quantité et quelques fragments de pulpe d'orange.

24 avril. — L'état du malade s'est beaucoup amélioré ; le visage a repris sa coloration normale ; les douleurs ont à peu près cessé, le pouls est à 82. Le ventre est toujours ballonné, mais beaucoup plus souple que la veille ; le niveau de la matité, sur les côtés, a baissé de plusieurs centimètres. A 9 heures , on administre 60 grammes d'huile de ricin.

De 10 heures à 11 heures 1/2, application abdomino-rectale de courants continus (labiles), à la suite de laquelle il y a une selle spontanée abondante (1 litre environ) de matières liquides contenant beaucoup de bile et ressemblant à une véritable solution de matières fécales. On retrouve dans ces matières une partie de l'huile absorbée le matin, ce qui indique bien, avec la présence de la bile, que le passage est au moins en partie rétabli. Dans la journée, deux autres selles spontanées.

A 4 heures, application de l'électricité, pendant laquelle un gaz s'échappe au travers de la sonde rectale. Le doigt, introduit dans le rectum , éprouve un certain degré de constriction au niveau du sphincter interne, ce qui semble devoir être attribué à une légère contracture de ce sphincter. Il y a en même temps un peu de gonflement de la prostate. D'ailleurs, aucune trace d'escharre.

On introduit alors dans le rectum une sonde œsophagienne, par laquelle s'échappent quelques gaz et une grande quantité de matières liquides. Dans la nuit, plusieurs selles spontanées avec expulsion de gaz.

25 avril. — Il n'y a plus aucune douleur ; le pouls est à 76. Le malade prend avec plaisir du lait et du bouillon. Un grand bain d'une demi-heure.

Le ventre, toujours un peu distendu par le gaz, est facilement dépressible. Par la palpation et la percussion, on délimite très nettement deux tumeurs, du volume d'une grosse noix, l'une au niveau du cul-de-sac inférieur du cœcum, l'autre au niveau de l'S iliaque. Ces tumeurs sont évidemment formées par un morcellement des matières qui constituaient l'obstacle et qui, d'après la nature des selles et la sensation qu'elles donnent au toucher, doivent avoir la consistance du mastic.

On fait encore prendre dans la journée 40 grammes d'huile de ricin, ce qui a pour résultat six selles et l'expulsion d'une grande quantité de gaz. La contracture du sphincter anal a complètement disparu.

26 avril. — Le matin, quoique l'état général continue à s'améliorer, le ballonnement du ventre a un peu augmenté. Il existe une sensibilité assez vive au niveau du cœcum. Une application d'électricité, faite pendant 3\4 d'heure, est suivie de l'expulsion de gaz abondants.

27 avril. — Purgation avec 40 grammes de sulfate de magnésie. Le pouls est à 64, le ventre complètement souple et détendu. Toujours un peu de sensibilité au niveau du cœcum. La matité est presque nulle et l'on ne sent plus qu'un peu d'empâtement.

29 avril. — Le malade va tout à fait bien. Les selles sont régulières, abondantes. Le ventre absolument normal. L'appétit est revenu. Le malade prend du poulet et une côtelette dans sa journée.

Voilà certes deux cas bien dissemblables comme pathogénie, comme état de l'intestin et comme symptômes terminaux.

Dans l'un, à la suite d'une de ces péritonites si bien décrites par Rondot (1), il y a étranglement subit par des brides et des adhérences péritonéales; l'intestin a conservé toute sa contractilité; de fortes excitations augmentent ses contractions et le détachent de ses adhérences; la débâcle a lieu et aussitôt tout rentre dans l'ordre.

Dans l'autre, des matières s'accumulent peu à peu au niveau du cœcum; l'intestin, dont la contractilité est depuis longtemps émoussée, se paralyse complètement et se laisse distendre par les gaz; l'électricité lui rend progressivement son énergie, et, après chaque séance, il

---

(1) Rondot. — *De la péritonite aiguë généralisée primitive.* Thèse de Paris, 1878.

se vide en partie de son contenu; mais il faut quatre jours pour obtenir un résultat complet.

L'électricité a-t-elle agi de la même manière dans les deux cas? évidemment non. Chez notre petite malade, elle a fouetté un organe en pleine activité ; chez M. S..., elle a ranimé un organe épuisé. C'est précisément sur cette différence d'action d'un même agent que je veux insister. Mais auparavant, voyons rapidement ce qui a déjà été dit à ce sujet.

Jusqu'à présent, l'électricité occupe une bien petite place dans tous les livres, thèses ou mémoires qui traitent de l'occlusion intestinale ; on conseille son emploi avant d'avoir recours à l'intervention chirurgicale, mais, c'est en des termes généraux et, la plupart du temps, sans aucun détail sur son mode d'application (1). Trousseau lui-même dit que ce moyen est peu fidèle et c'est à peine s'il le mentionne dans ses cliniques.

Cependant, un certain nombre de succès obtenus par l'électrisation avaient été signalés, et les plus incrédules voulurent en essayer. Malheureusement il en est de ce moyen comme de beaucoup d'autres ; il faut savoir s'en servir ; et comme on l'appliqua aveuglément et de la même façon pour tous les cas d'occlusion, les insuccès arrivèrent, l'incrédulité reprit le dessus, et les tentatives devinrent plus rares. Depuis quelque temps toutefois, on a fait de nouveaux essais, et, bien que le mode d'application n'ait pas subi de grandes modifications, le nombre des guérisons est assez grand pour encourager les médecins à électriser leurs malades avant de les livrer aux chances d'une opération dangereuse.

En effet, dans l'espace de quelques années seulement je relève quatorze cas d'occlusion guéris par l'électricité. Ajoutons-y les deux cas dont je viens de rapporter l'observation et l'on verra que ce chiffre est relativement fort, étant donné le petit nombre des tentatives.

L'opportunité de ce traitement me paraît donc suffisamment prouvée.

Mais comment agit l'électricité ? et comment faut-il

---

(1) Je dois faire une exception en faveur des thèses de Fleuriot (1875) et de Bulleau (1878) qui consacrent un long chapitre à ce mode de traitement.

l'employer? Les expériences physiologiques répondent à la première question. Il est évident que l'excitation électrique fait naître des contractions de l'intestin et les mouvements ainsi provoqués ont pour résultat de réduire les volvulus, les invaginations et les étranglements ou de chasser les matières qui occupent le calibre de l'organe. Les faits rapportés par Duchenne (de Boulogne), par Legros et Onimus, par Tripier et par Henrot viennent tous à l'appui de cetle théorie.

Mais l'unanimité cesse lorsqu'il s'agit de déterminer à quelle sorte de courants on doit avoir recours. La plupart des cas de guérison ont été, il est vrai, obtenus avec des *courants induits* et les trois derniers faits relatés par M. Bucquoy (1) rentrent dans cette catégorie.

Le *galvanisme*, au contraire, compte peu d'adhérents et je ne trouve guères, au moins dans les travaux français, qu'une ou deux observations récentes dans lesquelles il ait été mentionné comme agent curatif. Et cependant, c'est sous cette forme que l'électricité avait été employée pour la première fois en 1825 par Le Roy d'Etiolles.

Mais si nous comparons maintenant les effets purement physiologiques des deux ordres de courants, le galvanisme ou, si l'on veut, le courant continu, aura bien des chances de se relever de ce premier échec infligé par la statistique clinique.

En effet, la contraction des muscles lisses, comme le fait très bien remarquer M. le professur Marey, ne se compose pas, comme celle des muscles striés d'une série de secousses musculaires, mais d'une seule secousse dont la durée est plus ou moins longue. A quoi sert donc d'appliquer sur des muscles, dont les contractions sont lentes, rhythmiques, séparées par des intervalles de repos, des courants qui représentent 80 à 100 excitations par seconde. Bien plus, j'ai souvent observé que des intestins d'animaux, qui ne se contractent pas sous l'influence de courants fréquemment interrompus, recouvraient leurs mouvements péristaltiques lorsqu'ils étaient traversés par des courants continus. Erb et Niemeyer ont d'ailleurs démontré que les muscles paralysés peuvent avoir perdu leur excitabilité pour des courants in-

(1) Bucquoy. — *Journal de thérapeutique*, 1878.

tenses de courte durée alors qu'ils l'ont conservée pour des courants faibles mais plus persistants.

Duchenne (de Boulogne), s'était bien rendu compte de ce fait, car il conseille « la faradisation pratiquée énergi- » quement et avec des intermittences éloignées les unes » des autres d'une seconde (1). »

Lorsque les courants induits sont à la fois très énergiques et très rapides, ils provoquent la *contracture* de l'intestin, et non pas ses mouvements péristaltiques ; or, ce n'est pas la contracture qui pourra produire le résultat cherché, mais bien la *contraction*, qu'il faut tâcher de rendre aussi énergique que possible.

En outre, je relève dans presque toutes les observations que les malades, soumis à la faradisation recto-abdominale, ont conservé pendant plusieurs jours du ténesme et de l'irritation de la muqueuse rectale. Je n'insiste pas sur la douleur provoquée par le passage d'un courant induit au travers de l'intestin pendant plusieurs minutes ; elle est tellement atroce, qu'il faut la crainte d'une mort prochaine pour que les malades consentent à la supporter.

Les courants continus sont certainement préférables pour exciter la contraction des muscles lisses ; appliqués par la méthode abdomino-rectale, ils déterminent sur la peau de l'abdomen une sensation de chaleur peu douloureuse, lorsque le courant a une intensité moyenne. Mais on a reproché à ces courants de produire des escharres ! Or, que l'on veuille bien penser à la période de temps, relativement très longue, pendant laquelle ils ont été appliqués chez mes deux malades, et l'on verra si cette crainte doit être prise en considération. D'ailleurs, avec les précautions qu'un électricien doit connaître, ce danger n'est jamais à courir. La présence d'une escharre électrique indique un maniement inhabile de l'électricité, comme une incision mal faite révèle une maladresse du chirurgien.

J'opine donc pour l'emploi des courants continus dans le traitement de l'occlusion intestinale, et je réserve l'usage des courants induits pour exciter les muscles de la paroi abdominale, dont les contractions sont souvent très précieuses pour aider celles de l'intestin.

---

(1) Duchenne (de Boulogne). — *L'électrisation localisée*, p. 928.

Mais ce n'est pas tout ; *les courants continus perma-*
nents (ou stabiles, comme on les a aussi appelés) *doi-*
vent être plus spécialement employés lorsqu'il y a
paralysie de l'intestin. Car, d'après l'opinion de Erb, de
Remak, d'Heidenhain, ce sont eux qui pourront le mieux
rétablir la tonicité des muscles lisses et déterminer leurs
premières contractions péristaltiques. Il ne s'agira plus
alors que d'entretenir et de renforcer ces contractions,
et, pour ce faire, c'est encore aux courants continus que
nous aurons recours, mais en ayant soin d'espacer leur
action, en ne les faisant passer qu'à des intervalles plus
ou moins éloignés et pendant un temps très court; en
remplaçant, en un mot, par un flux électrique l'excitation nerveuse qui, à l'état normal, est envoyée par la
moelle (1). C'est ainsi que nous avons agi dans le cas
rapporté à l'observation II, et nous avons pu voir revi-
vre l'intestin peu à peu, recouvrer son énergie et la con-
server définitivement sous l'influence de l'excitation
électrique.

Lorsque, au contraire, l'intestin a conservé sa contractilité intacte, la permanence du courant continu
n'est plus utile ; ce qu'il faut, comme dans les cas de
volvulus, d'étranglement ou d'invagination, c'est déterminer de fortes contractions, afin d'amener l'organe à se
dégager de lui-même. Le courant induit, appliqué selon
l'indication de Duchenne et d'Onimus (avec des interruptions rares), peut alors remplir le but ; il agit en don-
nant de véritables coups de fouet à l'intestin. Cependant, je préfère encore, dans ce cas, l'emploi des
courants continus interrompus, dont on peut beaucoup
plus facilement régler l'énergie et qui ont toujours cet
avantage de causer moins de douleur, d'être moins brus-
ques, et par conséquent d'agir mieux sur les fibres
lisses.

Il résulte de tout ceci qu'il ne doit pas y avoir une
seule façon d'appliquer l'électricité dans les cas d'occlusion intestinale et qu'il faut modifier cette application
d'après l'état de l'intestin et aussi d'après la nature de

---

(1) On sait que M. Onimus a conseillé déjà l'emploi des courants
continus stabiles appliqués d'après la méthode recto-abdominale. Il
conseille aussi les interruptions du courant continu et la faradisation
avec 2 ou 3 interruptions par seconde.

l'occlusion, puisque le but à atteindre peut être souvent très différent.

Dans la plupart des cas de guérisons obtenues par la faradisation, le succès doit surtout être rapporté à ce qu'il n'y avait pas de paralysie de l'intestin ; l'action des muscles de la paroi, directement excités par le pôle appliqué sur l'abdomen, a dû certainement jouer un grand rôle en aidant puissamment les mouvements intestinaux. Mais il faudrait s'attendre à de fréquents insuccès, si l'on s'en tenait toujours à cette méthode

De la lecture des deux observations rapportées ici, on peut encore tirer cette conclusion qu'il ne faut pas désespérer du succès lorsque les premières tentatives n'aboutissent à aucun résultat.

Si, dans le deuxième cas, l'électricité a rapidement réussi à vaincre la paralysie et à désobstruer partiellement l'intestin, en revanche, ce n'est que le troisième jour que notre petite malade de l'observation I a éprouvé le bénéfice du traitement. Peut-être la nature se serait-elle chargée toute seule de la guérison, mais, après tout ce qui avait été tenté, je reste persuadé que notre insistance n'a pas été inutile. Il est donc nécessaire de renouveler les séances beaucoup plus souvent que cela n'est indiqué dans les traités spéciaux et de prolonger chacune d'elles en se réglant sur l'état de l'intestin.

Enfin, je crois que dans certains cas il est préférable d'employer un rhéophore rectal *creux*. On a vu que chez le second malade la sonde placée dans le rectum a joué le rôle d'un syphon pour vider le gros intestin, encore paresseux. A chaque excitation, on voyait sortir au travers de cette sonde un flot de matières liquides et, plus tard, des gaz abondants. C'est là un bon moyen pour arriver plus vite à débarrasser l'intestin de son contenu.

En terminant, je rappellerai que l'électricité peut être aussi appliquée avec succès au traitement de certaines hernies étranglées. M. le Dr Lefeuvre a publié une très intéressante observation de hernie inguinale, de la grosseur du poing, contre laquelle le taxis, les ponctions avec la seringue de Pravaz et tous les autres moyens classiques avaient échoué ; le troisième jour, le malade avait des vomissements fécaloïdes. C'est alors que M. Lefeuvre pratiqua la faradisation de la tumeur, pen-

dant une heure et demie, et, la nuit suivante, survint la débâcle. L'auteur de cette observation pense que « l'é-
« lectricité a dû à la fois déterminer des contractions
« énergiques dans le bout inférieur et *détruire le spasme*
« au niveau du point étranglé ; s'il n'y avait eu que des
« contractions du bout supérieur, il y aurait eu réduc-
« tion ; cela n'a pas eu lieu et n'arrivera jamais avec l'état
« de choses existant. Aussi, je crois devoir attribuer la
« prépondérance à la seconde action (1) ».

Je ne sais si un courant induit, assez intense pour contracter énergiquement une portion d'intestin, est capable de faire en même temps disparaitre le spasme d'une autre portion ; cette double action en sens contraire me paraît difficile à admettre. Certes, le courant d'induction peut modifier un état spasmodique, mais ce n'est que secondairement et par une sorte d'épuisement du système nerveux, à la suite d'une application prolongée ; il ne peut donc agir alors en déterminant aussi des contractions musculaires. Le courant continu, au contraire, est, de l'avis de tous les électrothérapeutes, le véritable modificateur du spasme.

Quoi qu'il en soit de l'interprétation, le résultat est là pour démontrer que l'électricité peut être utile dans des cas semblables, et je crois qu'il y a lieu de renouveler souvent cette tentative.

(1) Lefeuvre. — *France médicale,* 1875, p. 836.

PARIS. — IMP. V. GOUPY ET JOURDAN, 71, RUE DE RENNES.

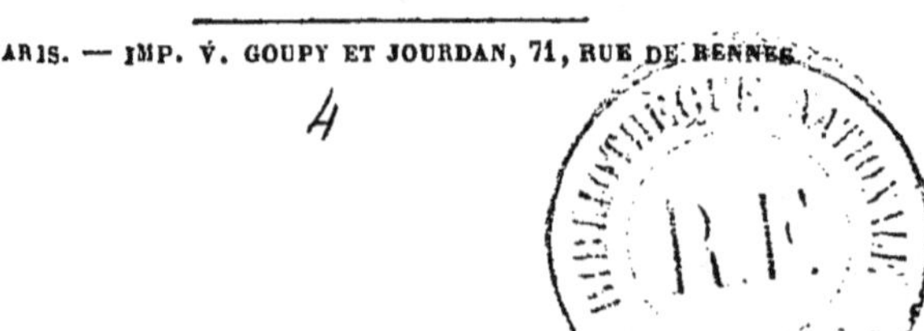